CHETOGENICA

LA DIETA PER I PIGRI

RICETTE E SEGRETI

PER RIMETTERSI IN FORMA

Scopri metodi semplici e gustosi per trasformare il corpo senza fatica

La guida per chi cerca risultati senza stress

di

Giuliano Monti

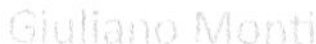

Sommario

Capitolo 1: Introduzione alla Dieta Chetogenica

1.1 Cos'è la Dieta Chetogenica?

La dieta chetogenica, o semplicemente "cheto", è un regime alimentare che si concentra sulla riduzione drastica dei carboidrati a favore di un maggiore apporto di grassi e una moderata presenza di proteine. Il principio su cui si fonda è semplice ma potente: spingere il corpo in uno stato metabolico noto come chetosi. In questo stato, il nostro organismo, privato della sua principale fonte di energia rappresentata dai carboidrati, inizia a bruciare i grassi accumulati per produrre energia, favorendo così una perdita di peso efficace e sostenibile.

L'origine della dieta chetogenica risale agli inizi del XX secolo, quando fu utilizzata principalmente come trattamento per l'epilessia nei bambini. Tuttavia, con il passare degli anni, i benefici legati al suo impiego si sono estesi ben oltre, abbracciando miglioramenti nel controllo del peso, nella gestione del diabete di tipo 2, nella riduzione dei fattori di rischio cardiovascolare, e persino nell'apporto di benefici neuroprotettivi.

Il passaggio a uno stile alimentare chetogenico implica una riconsiderazione dell'apporto nutritivo: i carboidrati devono essere limitati a circa 20-50 grammi al giorno, dando priorità a grassi sani come quelli derivanti dall'olio di oliva, noci, semi e pesce ricco di omega-3. La riduzione drastica dei carboidrati a favore dei grassi induce il corpo in chetosi, uno stato metabolico in cui si formano i corpi chetonici, utilizzati poi come principale fonte energetica al posto del glucosio.

Il successo della dieta chetogenica, però, non è dovuto unicamente alla perdita di peso. Gli adeguamenti metabolici che accompagna la chetosi possono portare a una riduzione dell'appetito, migliorando la gestione dell'assunzione calorica e favorendo così uno stile di vita più salutare. Inoltre, molti seguaci della dieta riportano un aumento dei livelli di energia e una maggiore chiarezza mentale, elementi che contribuiscono a rendere questo approccio non solo un mezzo per perdere peso, ma una vera e propria trasformazione dello stile di vita.

Come ogni cambiamento significativo nelle abitudini alimentari, la transizione verso una dieta chetogenica richiede impegno e una certa dose di pazienza. È essenziale informarsi adeguatamente, possibilmente sotto la guida di un professionista della nutrizione, per garantire che il regime alimentare sia bilanciato e adatto alle proprie esigenze personali.

In questo viaggio verso la comprensione e l'applicazione della dieta chetogenica, il passo successivo consiste nell'esplorare come funziona esattamente questo regime, quali meccanismi biologici sono coinvolti e come possiamo sfruttarli a nostro vantaggio per ottenere risultati ottimali senza rinunciare al piacere del cibo. Proseguendo con il punto 1.2, ci addentreremo nei dettagli di come il nostro corpo reagisce alla chetosi, preparandoci a scoprire non solo come perdere peso, ma come trasformare la nostra salute e il nostro benessere in modo sostenibile e gratificante.

1.2 Come Funziona la Dieta Chetogenica

La dieta chetogenica si basa su un principio metabolico noto come chetosi, uno stato in cui il corpo utilizza i grassi come principale fonte di energia, anziché i carboidrati. Questo cambiamento nel metabolismo energetico avviene quando l'assunzione di carboidrati è drasticamente ridotta, costringendo il corpo a cercare un'alternativa energetica nei grassi accumulati.

Il Ruolo del Fegato nella Chetosi

Il fegato gioca un ruolo cruciale in questo processo. Quando l'assunzione di carboidrati è limitata, il fegato inizia a convertire i grassi in acidi grassi e corpi chetonici. Questi ultimi servono come combustibile per il cervello, un organo che normalmente dipende quasi esclusivamente dal glucosio derivato dai carboidrati. Il passaggio alla chetosi può richiedere da alcuni giorni a una settimana, durante i quali il corpo si adatta a utilizzare i corpi chetonici come principale fonte di energia.

Benefici Metabolici della Chetosi

Questo adattamento metabolico porta a diversi benefici significativi. Innanzitutto, la chetosi promuove una perdita di peso efficiente, poiché il corpo brucia attivamente i grassi per produrre energia. Inoltre, molti seguaci della dieta chetogenica riferiscono di esperire un calo dell'appetito, probabilmente a causa dell'effetto saziante dei grassi e della stabilizzazione dei livelli di zucchero nel sangue, il che facilita il mantenimento di un deficit calorico senza la sensazione costante di fame tipica di altre diete.

Chetosi e Salute Generale

Oltre alla perdita di peso, la chetosi è associata a diversi altri benefici per la salute, tra cui una miglior gestione del diabete di tipo 2, grazie alla riduzione della dipendenza dal glucosio e alla stabilizzazione della glicemia. Alcuni studi indicano anche potenziali effetti positivi sulla salute cardiovascolare, sulla funzione cerebrale e sulla riduzione dell'infiammazione sistemica, anche se è necessaria ulteriore ricerca per confermare questi effetti a lungo termine.

Personalizzazione della Dieta Chetogenica

È importante notare che la dieta chetogenica può e deve essere personalizzata in base alle esigenze individuali, ai livelli di attività fisica e agli obiettivi di salute. Non esiste una formula unica per tutti, e la sperimentazione con diversi rapporti di macronutrienti può aiutare a trovare l'equilibrio ideale che promuove la chetosi mantenendo al contempo la salute e il benessere.

Proseguendo verso il punto 1.3, esploreremo i benefici concreti e le sfide associate alla dieta chetogenica. Comprenderemo come questo approccio possa non solo facilitare la perdita di peso ma anche migliorare significativamente la qualità della vita, affrontando al tempo stesso le potenziali difficoltà che possono emergere durante il percorso. Questa comprensione ci permetterà di avvicinarci alla chetogenica non solo come a una dieta, ma come a un cambiamento dello stile di vita volto a promuovere una salute ottimale.

1.3 Benefici e Sfide

La dieta chetogenica, con il suo approccio unico alla perdita di peso e alla salute, porta con sé una serie di benefici evidenziati da numerosi studi e testimonianze personali. Tuttavia, come per ogni cambiamento sostanziale nelle abitudini alimentari, emergono anche sfide da affrontare.

Benefici della Dieta Chetogenica

Perdita di Peso Sostenibile: Uno dei vantaggi più immediati e visibili della dieta chetogenica è la perdita di peso. Riducendo drasticamente i carboidrati, il corpo brucia grassi come fonte primaria di energia, facilitando una riduzione del grasso corporeo.

Controllo dell'Appetito: Molti individui riferiscono una diminuzione dell'appetito e un aumento del senso di sazietà, grazie alla maggiore assunzione di grassi e proteine e alla stabilizzazione dei livelli di zucchero nel sangue.

Miglioramenti nel Controllo della Glicemia: La chetogenica può essere particolarmente benefica per le persone con diabete di tipo 2 o prediabete, contribuendo a controllare i livelli di zucchero nel sangue e riducendo la necessità di farmaci.

Energia e Chiarezza Mentale: Un altro vantaggio spesso citato è un aumento dell'energia e una maggiore chiarezza mentale, risultato del costante approvvigionamento di energia dai corpi chetonici, a differenza delle fluttuazioni energetiche associate all'assunzione di carboidrati.

Benefici per la Salute a Lungo Termine: Alcuni studi suggeriscono che la dieta chetogenica può offrire benefici cardiovascolari, migliorare il profilo lipidico e ridurre l'infiammazione, contribuendo a una salute generale migliore.

Sfide della Dieta Chetogenica

Adattamento Iniziale: Il passaggio a una dieta chetogenica può essere accompagnato da una fase di adattamento, talvolta chiamata "influenza cheto", caratterizzata da sintomi come stanchezza, mal di testa e irritabilità, mentre il corpo si adatta al nuovo regime energetico.

Restrizioni Alimentari: La necessità di limitare fortemente l'assunzione di carboidrati può risultare difficile per alcuni, richiedendo un notevole cambiamento nelle abitudini alimentari e nella scelta degli alimenti.

Gestione Sociale: Le restrizioni possono rendere più complicate le situazioni sociali, come pasti fuori casa o eventi, dove le opzioni chetogeniche potrebbero essere limitate.

Equilibrio Nutrizionale: Assicurarsi di ottenere tutti i nutrienti necessari richiede attenzione e pianificazione, per evitare carenze nutrizionali dovute alla limitata varietà di alimenti consentiti.

Sostenibilità a Lungo Termine: Alcuni individui trovano difficile mantenere la dieta chetogenica a lungo termine a causa delle sue restrizioni, evidenziando l'importanza di personalizzare l'approccio per renderlo più gestibile e piacevole.

Passando al punto 1.4, esploreremo i miti e le verità che circondano la dieta chetogenica. Questo ci permetterà di separare i fatti dalle fiction, fornendo una base solida su cui costruire la nostra comprensione e garantire che le decisioni prese siano informate e benefiche per il nostro benessere generale.

1.4 Miti e Verità sulla Dieta Chetogenica

Il percorso verso una trasformazione fisica e uno stile di vita salutare è spesso ostacolato da informazioni fuorvianti e miti. La dieta chetogenica, nonostante la sua crescente popolarità e i benefici scientificamente comprovati, non fa eccezione. Ecco alcuni dei miti più comuni, confrontati con le verità supportate dalla ricerca.

Mito 1: La Dieta Chetogenica È Pericolosamente Alta in Grassi

Verità: Sebbene la dieta chetogenica preveda un alto consumo di grassi, enfatizza la qualità e il tipo di grassi consumati. Grassi sani come quelli monoinsaturi e polinsaturi, presenti nell'olio d'oliva, nei frutti di mare e nelle noci, sono preferibili ai grassi trans e saturi. Inoltre, studi dimostrano che, quando seguita correttamente, può migliorare il profilo lipidico, riducendo i livelli di colesterolo LDL e aumentando il colesterolo HDL.

Mito 2: La Dieta Chetogenica È Noiosa e Monotona

Verità: Questo mito deriva spesso da una comprensione superficiale del regime chetogenico. La varietà di alimenti permessi, tra cui verdure a basso contenuto di carboidrati, carni, pesci, formaggi e frutti a guscio, permette di creare un'infinità di piatti deliziosi e nutrienti. La chiave sta nell'essere creativi e nell'esplorare nuove ricette, come quelle presentate in questo libro.

Mito 3: La Dieta Chetogenica Provoca Carenze Nutrizionali

Verità: Anche se la riduzione dell'assunzione di carboidrati comporta l'esclusione di alcuni alimenti, una dieta chetogenica ben pianificata può fornire tutti i nutrienti essenziali. La chiave è includere una varietà di alimenti ricchi di nutrienti, integrando, se necessario, con specifici supplementi dopo aver consultato un professionista della salute.

Mito 4: La Chetogenica È Solo Una Moda Passeggera

Verità: La dieta chetogenica ha radici profonde nella scienza nutrizionale e nella medicina, usata originariamente per trattare l'epilessia nei bambini agli inizi del XX secolo. Il suo utilizzo è stato poi esteso per includere la perdita di peso e il miglioramento delle condizioni di salute, supportato da una crescente base di ricerca che ne attesta l'efficacia e i potenziali benefici a lungo termine.

Mito 5: La Dieta Chetogenica È Impraticabile a Lungo Termine

Verità: Sebbene alcuni individui possano trovare sfidante mantenere un regime chetogenico rigoroso nel tempo, altri hanno adottato con successo questo stile alimentare come una scelta di vita a lungo termine. La sostenibilità dipende dalla personalizzazione della dieta in base alle preferenze individuali, ai bisogni nutrizionali e allo stile di vita, oltre che dalla ricerca di un equilibrio tra rigore e flessibilità.

Con questi miti sfatati, è più facile avvicinarsi alla dieta chetogenica con un atteggiamento positivo e informato. Procedendo al punto 1.5, discuteremo perché questo regime alimentare è particolarmente adatto a coloro che cercano risultati senza lo stress di diete complicate o restrittive, enfatizzando la semplicità delle ricette e l'approccio pratico che rende la chetogenica una scelta ideale per i "pigri" alla ricerca di un cambiamento salutare e sostenibile nel loro stile di vita.

1.5 Perché la Dieta Chetogenica è Adatta per i "Pigri"

La dieta chetogenica si distingue per la sua semplicità e praticità, aspetti che la rendono particolarmente adatta a chiunque voglia ottenere risultati concreti senza complicazioni:

Semplicità nelle Scelte Alimentari: A differenza di altri regimi dietetici che richiedono un costante conteggio dei macro e micronutrienti, la chetogenica si concentra principalmente sulla riduzione dell'assunzione di carboidrati. Questo approccio semplifica notevolmente la scelta degli alimenti, rendendo più facile aderire alla dieta senza sentirsi sopraffatti.

Minore Necessità di Calcolo Calorico: Anche se un certo controllo dell'apporto calorico può essere utile, molti trovano che seguendo una dieta chetogenica, la riduzione naturale dell'appetito e l'aumento del senso di sazietà rendono meno critico il monitoraggio dettagliato delle calorie.

Ricette Facili e Veloci: Le ricette chetogeniche spesso richiedono meno ingredienti e sono facili da preparare, ideali per chi non vuole trascorrere ore in cucina. Questo libro si propone di fornire esempi gustosi e semplici che dimostrano come mangiare bene e stare in forma possa essere non solo facile ma anche piacevole.

Adattabilità: La dieta chetogenica offre una grande varietà di opzioni alimentari che possono essere adattate ai gusti personali, agli stili di vita e alle necessità nutrizionali, senza che questo comprometta i risultati desiderati.

Effetti Benefici sul Benessere: Oltre alla perdita di peso, la chetogenica è spesso associata a un miglioramento dell'energia e della concentrazione, riducendo la sensazione di affaticamento e nebbia cerebrale che può accompagnare altre diete ricche di carboidrati. Questi vantaggi contribuiscono a un'esperienza complessivamente meno stressante e più gratificante.

Proseguendo verso il Capitolo 2, ci concentreremo su come prepararsi al successo con la dieta chetogenica. Questa fase iniziale è cruciale per garantire una transizione senza problemi e per massimizzare i benefici del regime alimentare. Attraverso la preparazione della mente e dell'ambiente domestico, la creazione di una lista della spesa ottimizzata e la scelta degli strumenti da cucina essenziali, stabiliremo le fondamenta per un percorso chetogenico efficace e libero da stress.

Capitolo 2: Prepararsi al Successo

2.1 Preparare Mente e Casa

L'adozione di uno stile di vita chetogenico inizia ben prima del primo pasto chetogenico e richiede una preparazione che coinvolge sia l'ambiente domestico che la mentalità dell'individuo. Ecco come affrontare efficacemente questa fase preparatoria.

Mentalità Positiva e Obiettivi Chiari

Definizione degli Obiettivi: Prima di apportare qualsiasi cambiamento alla dieta, è cruciale chiarire perché si desidera intraprendere questo percorso. Che si tratti di perdere peso, migliorare la salute generale o aumentare l'energia, avere obiettivi ben definiti aiuta a mantenere la motivazione a lungo termine.

Mentalità di Crescita: Accogliere la dieta chetogenica come un'opportunità di apprendimento e crescita personale. Prepararsi mentalmente per i cambiamenti, accettare eventuali ostacoli come parte del processo e adottare un atteggiamento positivo può fare la differenza nel successo a lungo termine.

Pulizia della Dispensa e Organizzazione della Cucina

Revisione dell'Inventario Alimentare: Fare inventario di ciò che si trova in dispensa e frigorifero, eliminando o donando alimenti ad alto contenuto di carboidrati che potrebbero tentare e ostacolare il progresso. Questo atto simbolico non solo libera spazio ma segna anche un impegno concreto verso il nuovo stile di vita.

Organizzazione degli Spazi: Creare un ambiente che faciliti scelte alimentari sane, organizzando la cucina in modo che gli alimenti chetogenici siano facilmente accessibili. Considerare l'idea di dedicare sezioni specifiche del frigorifero e della dispensa a questi prodotti.

Creazione di un Ambiente Supportivo

Supporto Familiare e Sociale: Condividere le proprie intenzioni con amici e familiari può aiutare a creare un ambiente di supporto. Quando possibile, coinvolgere i propri cari nella preparazione dei pasti può rendere il processo più piacevole e meno isolato.

Riduzione delle Tentazioni: Limitare la presenza in casa di snack e alimenti non chetogenici per evitare tentazioni in momenti di debolezza. Avere a disposizione opzioni chetogeniche sane e appetitose può aiutare a gestire meglio la fame e le voglie.

Attraverso questi passaggi, si stabiliscono le basi per un percorso chetogenico di successo, non solo modificando l'ambiente fisico ma anche rafforzando la resilienza e la determinazione mentale. Procedendo al punto 2.2, esploreremo come estendere questa preparazione al di fuori della casa, focalizzandoci su come affrontare il mondo esterno attraverso una lista della spesa intelligente e mirata, garantendo che gli sforzi fatti in casa vengano supportati anche nelle scelte quotidiane all'esterno.

2.2 Lista della Spesa Chetogenica

Comporre una lista della spesa mirata è fondamentale per aderire alla dieta chetogenica senza inconvenienti. Questo non solo aiuta a evitare tentazioni inutili ma garantisce anche che la dispensa sia sempre fornita delle scelte nutrizionali più adatte.

Identificare gli Alimenti Chetogenici Chiave

Grassi Salutari: Concentrarsi su fonti di grassi di alta qualità come olio di oliva, olio di cocco, avocado e frutti di mare ricchi di omega-3. Questi alimenti forniscono l'energia necessaria mantenendo basso l'apporto di carboidrati.

Proteine di Qualità: Selezione di carni non trasformate, pesce, uova e alcuni formaggi a basso contenuto di carboidrati. Le proteine sono essenziali per la costruzione e il mantenimento della massa muscolare, ma è importante moderarne l'assunzione per evitare di uscire dalla chetosi.

Verdure a Basso Contenuto di Carboidrati: Prediligere verdure ricche di nutrienti e a basso contenuto di carboidrati come spinaci, kale, broccoli e altre verdure a foglia verde. Questi alimenti forniscono fibre, vitamine e minerali, contribuendo alla sensazione di sazietà e al corretto funzionamento del sistema digestivo.

Pianificazione e Strategia di Acquisto

Pianificare i Pasti in Anticipo: Dedica tempo ogni settimana alla pianificazione dei pasti. Questo non solo semplifica la creazione della lista della spesa ma aiuta anche a variare l'alimentazione, evitando la monotonia e mantenendo alta la motivazione.

Leggere Sempre le Etichette: Anche gli alimenti che sembrano essere chetogenici possono nascondere zuccheri aggiunti o carboidrati nascosti. Imparare a leggere le etichette nutrizionali è cruciale per fare scelte consapevoli.

Approfittare degli Alimenti Congelati: Verdure e frutti di bosco congelati (in porzioni moderate per questi ultimi, data la presenza di zuccheri) sono pratici e spesso più economici, permettendo di avere sempre a disposizione ingredienti chetogenici senza sprechi.

Ottimizzazione della Lista della Spesa

Priorizzare la Qualità: Quando possibile, optare per alimenti biologici, carni allevate al pascolo e prodotti ittici sostenibili. Questi alimenti tendono a essere più ricchi di nutrienti e liberi da additivi non desiderati.

Essere Flessibili: Mentre è importante attenersi alla lista della spesa, essere aperti a modifiche basate su offerte speciali o disponibilità stagionale può portare a scoperte culinarie inaspettate ed economicamente vantaggiose.

Procedendo al punto 2.3, ci addentreremo nell'importanza di dotarsi degli strumenti da cucina essenziali per la preparazione dei pasti chetogenici. Disporre degli attrezzi giusti può semplificare notevolmente il processo di cucina, rendendo la preparazione dei pasti non solo più veloce ma anche più piacevole, supportando così la sostenibilità a lungo termine della dieta chetogenica.

2.3 Strumenti da Cucina Indispensabili

La transizione verso uno stile di vita chetogenico richiede non solo una modifica delle abitudini alimentari ma anche una cucina adeguatamente attrezzata. Gli strumenti giusti possono infatti facilitare notevolmente la preparazione dei pasti, rendendola più efficiente e piacevole.

Blender ad Alta Potenza

Versatilità in Cucina: Un blender potente è indispensabile per preparare frullati proteici, salse, zuppe e condimenti chetogenici. La capacità di sminuzzare, frullare e puree rende questo strumento estremamente versatile e utile per una vasta gamma di ricette.

Padelle Antiaderenti di Qualità

Cottura Salutare: Le padelle antiaderenti di buona qualità riducono la necessità di oli e grassi aggiuntivi, permettendo una cottura più salutare delle carni, uova e verdure. Scegliere prodotti privi di sostanze chimiche nocive è fondamentale per la salute.

Fornetto per Verdure

Facilità di Preparazione: Un fornetto specifico per la cottura delle verdure può trasformare ingredienti semplici in contorni deliziosi e nutrienti. La capacità di cuocere uniformemente senza bisogno di continua supervisione rende la preparazione delle verdure un gioco da ragazzi.

Coltelli da Cucina Professionali

Precisione nel Taglio: Un set di coltelli affilati è essenziale per preparare ingredienti con precisione e sicurezza. Un buon coltello da chef, uno per il pane e un pelapatate di qualità possono coprire la maggior parte delle esigenze di taglio in cucina.

Tagliere in Materiale Durevole

Igiene e Praticità: Optare per taglieri in materiali resistenti e facili da pulire, come il legno trattato o il polietilene alimentare, garantisce una preparazione degli alimenti igienica e previene la contaminazione incrociata.

Bilancia da Cucina Digitale

Precisione nelle Ricette: Una bilancia digitale è fondamentale per misurare con esattezza le porzioni e gli ingredienti, garantendo il rispetto delle proporzioni chetogeniche e contribuendo alla precisione delle ricette.

Dotarsi di questi strumenti può significare un investimento iniziale, ma la loro utilità nel facilitare e rendere piacevole la preparazione dei pasti chetogenici è inestimabile. Non solo migliorano l'efficienza in cucina, ma incoraggiano anche la sperimentazione con nuove ricette, mantenendo alto l'interesse per la dieta chetogenica.

Procedendo al punto 2.4, ci concentreremo su come navigare la sfida di mangiare fuori casa, mantenendo il proprio regime chetogenico. Verranno forniti consigli pratici su come fare scelte alimentari sagge quando si è lontani dalla propria cucina, garantendo così che il viaggio verso il benessere e la forma fisica non subisca interruzioni, indipendentemente dal contesto.

2.4 Consigli per Mangiare Fuori e Mantenere il Regime Chetogenico

Affrontare il mondo esterno con una dieta chetogenica richiede una certa dose di pianificazione e astuzia. Ecco come fare:

Ricerca Previa

Scegliere il Ristorante con Cura: Prima di uscire, dedicare qualche minuto alla ricerca di ristoranti con opzioni chetogeniche o che sono disposti a personalizzare i piatti. Molti menù sono disponibili online, permettendo di pianificare in anticipo cosa ordinare.

Comunicazione Chiara

Essere Specifici nelle Richieste: Quando si ordina, non esitare a chiedere modifiche specifiche ai piatti, come sostituire gli amidi con verdure a basso contenuto di carboidrati o eliminare salse ricche di zuccheri. La maggior parte dei ristoranti è abituata a soddisfare richieste dietetiche particolari.

Scelte Alimentari Strategiche

Prediligere Proteine e Grassi di Qualità: Concentrarsi su piatti a base di carne, pesce o uova, accompagnati da verdure a basso contenuto di carboidrati. Evitare insidie comuni come panature, condimenti dolci o bevande zuccherate.

Attenzione ai Condimenti Nascosti: Salse e dressing possono nascondere zuccheri e carboidrati indesiderati. Chiedere condimenti a parte per controllarne la quantità o optare per olio d'oliva e aceto.

Preparazione Mentale

Resistere alla Pressione Sociale: Essere preparati a resistere alla pressione di amici o colleghi che potrebbero incoraggiare scelte non chetogeniche. Ricordare i propri obiettivi di salute e benessere può aiutare a mantenere la determinazione.

Gestire le Eccezioni

Non Punirsi per Svarioni Occasionali: In caso di deviazioni dal piano alimentare, importante è non demoralizzarsi ma piuttosto considerarlo come un'opportunità di apprendimento, focalizzandosi sul ritorno al regime chetogenico al pasto successivo.

Attraverso questi accorgimenti, mangiare fuori può diventare un'esperienza piacevole e senza stress, che si integra senza problemi nel percorso chetogenico a lungo termine.

Il punto 2.5 ci guiderà a confrontarci con un'altra realtà importante della dieta chetogenica: la gestione delle tentazioni. Affrontare e superare le tentazioni è cruciale per mantenere la coerenza e il successo nel regime chetogenico, specialmente nei momenti iniziali di transizione e adattamento. Con strategie efficaci e un approccio positivo, è possibile trasformare le sfide in trionfi, consolidando le basi per un benessere duraturo.

2.5 Gestire la Tentazione

La tentazione di deviare dalla dieta chetogenica è un'esperienza comune, ma non deve diventare un ostacolo insormontabile. Ecco alcuni approcci e tecniche per mantenere la coerenza e l'integrità del proprio percorso alimentare.

Riconoscere le Proprie Triggers

Auto-Osservazione: Identificare situazioni, emozioni o ambienti che aumentano la propensione a cedere alle tentazioni. Questa consapevolezza può guidare strategie preventive, come evitare certi contesti o prepararsi mentalmente ad affrontarli.

Creare un Ambiente Favorevole

Prevenzione attraverso la Preparazione: Mantenere a portata di mano snack chetogenici salutari può aiutare a placare la fame improvvisa senza deviare dal piano alimentare. Organizzare la dispensa e il frigorifero in modo da rendere gli alimenti non chetogenici meno accessibili è un altro passo utile.

Tecniche di Distrattismo e Sostituzione

Ridirezionare l'Attenzione: Quando la tentazione si fa sentire, distrarsi con un'attività alternativa può essere efficace. Che si tratti di fare una passeggiata, leggere un libro o dedicarsi a un hobby, cambiare focus può diminuire il desiderio impulsivo di cedere.

Supporto Sociale

Circondarsi di Supporto: Condividere i propri obiettivi con amici, familiari o gruppi di supporto online può offrire un incentivo aggiuntivo a resistere alle tentazioni. Sentirsi parte di una comunità con obiettivi simili può rafforzare la motivazione e fornire preziosi consigli su come gestire le sfide.

Elaborare un Piano per le Eccezioni

Approccio Flessibile: Avere un piano per gestire le deviazioni consapevoli può ridurre il senso di fallimento e facilitare il ritorno al regime chetogenico. Decidere in anticipo come gestire occasioni speciali o indulgenze occasionali permette di mantenere il controllo senza sensi di colpa.

Adottando queste strategie, è possibile affrontare le tentazioni con fiducia, riconoscendo che ogni sfida superata rafforza la determinazione e la capacità di mantenere scelte salutari nel tempo.

Il passaggio al Capitolo 3 segna l'inizio di una nuova fase del libro, dove Giuliano Monti si dedicherà a condividere ricette semplici e gustose per la colazione che si adattano perfettamente al regime chetogenico. Questo cambio di focus, dal preparare la mente e l'ambiente all'esplorazione di opzioni alimentari concrete, segna un passo avanti essenziale nel viaggio verso il benessere attraverso la dieta chetogenica.

Capitolo 3: Ricette Semplici e Gustose per la Colazione

3.1 Ricette Semplici e Gustose per la Colazione

La colazione chetogenica non deve essere monotona o complicata. Con pochi ingredienti chiave e un po' di creatività, è possibile iniziare ogni giornata con un pasto soddisfacente che sostiene i tuoi obiettivi di salute e benessere.

Frullati Proteici Innovativi

Verde Energizzante: Un frullato che combina spinaci, avocado, un cucchiaino di olio di cocco, proteine in polvere di alta qualità (senza zuccheri aggiunti) e acqua o latte di mandorle non zuccherato. Questa bevanda è ricca di nutrienti e fornisce energia duratura senza appesantire.

Frullato di Bacche e Semi di Chia: Utilizzando frutti di bosco a basso contenuto di carboidrati, semi di chia gonfiati in latte di cocco per la notte e un tocco di estratto di vaniglia, si può creare un frullato ricco di antiossidanti e fibre. È un'opzione rinfrescante che soddisfa il desiderio di dolcezza naturalmente.

Uova in Modo Creativo

Coppette di Uova e Prosciutto: Rivestire muffin di silicone con fette di prosciutto crudo, aggiungere un uovo in ciascuno, condire con sale e pepe e infornare fino alla cottura desiderata. Queste coppette sono perfette per una colazione veloce o come snack portatile.

Frittata con Verdure: Sbattere le uova con una selezione di verdure a basso contenuto di carboidrati (come zucchine, peperoni e funghi), cuocere in una padella fino a che non si è quasi rappresa, quindi finire in forno sotto il grill per dorare. È una ricetta versatile che può essere adattata in base a ciò che si ha in frigo.

Barrette Energetiche Fai-da-te

Barrette Chetogeniche ai Semi e Noci: Combinare semi di lino, semi di chia, noci tritate, burro di mandorle, cocco grattugiato e un dolcificante chetogenico a scelta. Pressare il composto in una teglia, refrigerare fino a che non si indurisce, e tagliare a barrette. Queste sono ottime per chi cerca un'opzione rapida e nutriente al mattino.

Queste ricette non solo mantengono fedelmente i principi della dieta chetogenica ma offrono anche l'opportunità di iniziare ogni giornata con piatti deliziosi e nutrienti. Proseguendo al punto 3.2, esploreremo ulteriori idee per pranzi chetogenici che continuano a sostenere la tua giornata con gusto e varietà, dimostrando che seguire una dieta chetogenica può essere un'esperienza culinaria arricchente e gratificante.

3.2 Pranzi Facili e Veloci

La chiave per un pranzo chetogenico di successo risiede nella capacità di combinare semplicità con nutrimento, assicurando che ogni pasto supporti il proprio regime alimentare senza richiedere ore di preparazione.

Insalate Ricche e Sazianti

Insalata Mediterranea di Pollo: Combinare petto di pollo grigliato a dadini con insalata mista, pomodori ciliegia, olive nere, avocado e feta. Condire con olio d'oliva extra vergine e succo di limone per un pranzo ricco di grassi salutari e proteine.

Insalata di Salmone Affumicato: Salmone affumicato, rucola, avocado, cetrioli e un pizzico di aneto, conditi con una vinaigrette di olio d'oliva e aceto di mele. Questa insalata è perfetta per un pranzo veloce che non scende a compromessi sulla qualità o sul gusto.

Zuppe e Minestre

Zuppa di Broccoli e Cheddar: Broccoli e formaggio cheddar si combinano in una zuppa cremosa e confortante che soddisfa senza appesantire. Preparabile in lotti più grandi, è l'ideale per pranzi veloci durante la settimana.

Minestra di Funghi e Porri: Una zuppa densa e aromatica che sfrutta la ricchezza dei funghi e la dolcezza dei porri, con una base di brodo di carne o vegetale per aggiungere profondità di sapore.

Wrap e Rotoli Bassi in Carboidrati

Wrap di Lattuga con Pollo al Curry: Petto di pollo cotto e insaporito con curry, avvolto in foglie di lattuga croccanti. Aggiungere verdure fresche e una spruzzata di limone per un pranzo che coniuga praticità e sapore.

Rotoli di Prosciutto e Formaggio: Fette di prosciutto avvolte intorno a bastoncini di formaggio e verdure a bastoncino come cetriolo o peperone. Facili da preparare e perfetti per un pasto on-the-go.

Queste proposte per il pranzo dimostrano come la dieta chetogenica possa facilmente adattarsi a una vita frenetica, offrendo opzioni che sono sia nutrizionalmente bilanciate che incredibilmente appetitose. Proseguendo al punto 3.3, esploreremo idee per cene deliziose e semplici che concludono la giornata con piacere e soddisfazione, mantenendo sempre al centro l'attenzione per una alimentazione sana e bilanciata.

3.3 Cene Deliziose e Semplici

La cena, per molti, è il pasto più importante della giornata, un momento per rilassarsi e godersi una buona pietanza. Ecco come la dieta chetogenica può trasformare questo momento in una celebrazione di sapori senza sacrificare la comodità.

Pasta Chetogenica

Spaghetti di Zucchine al Pesto: Sostituire la pasta tradizionale con spaghetti di zucchine, serviti con un pesto fatto in casa a base di basilico, pinoli, parmigiano, aglio e olio d'oliva. Questo piatto è non solo nutriente ma anche estremamente aromatico e soddisfacente.

Shirataki con Salsa di Funghi: I noodle Shirataki, noti per il loro basso contenuto di carboidrati, serviti con una cremosa salsa di funghi porcini e panna. Una cena ricca e gustosa che si prepara in meno di 30 minuti.

Pizze e Piatti Unici al Forno

Pizza Chetogenica: Utilizzare una base di pizza chetogenica fatta con farina di mandorle, formaggio e uova, ricoperta con salsa di pomodoro senza zucchero, mozzarella e i propri ingredienti preferiti. Questa versione della pizza soddisfa il desiderio di comfort food senza gli alti carboidrati della versione tradizionale.

Gratin di Cavolfiore e Cheddar: Cavolfiore al forno in una salsa cremosa di cheddar e panna, gratinato fino a doratura. Un piatto confortante che serve come ottimo accompagnamento o come piatto principale vegetariano.

Grigliate di Carne o Pesce

Bistecca alla Fiorentina con Burro alle Erbe: Una bistecca ben cotta servita con una noce di burro preparato con erbe aromatiche fresche. Accompagnare con verdure grigliate per un pasto completo.

Salmone Grigliato con Asparagi: Filetti di salmone grigliati serviti su un letto di asparagi freschi. Il salmone fornisce grassi salutari omega-3, mentre gli asparagi aggiungono una croccantezza nutriente.

Contorni Innovativi

Insalata di Cavolo Rosso con Semi di Zucca: Una fresca insalata di cavolo con semi di zucca tostati, perfetta come contorno leggero ma nutriente.

Queste ricette dimostrano che la dieta chetogenica offre una vasta gamma di opzioni per la cena, consentendo di variare i piatti e godere di cene gustose ogni sera. Proseguendo al punto 3.4, ci addentreremo nel mondo dei contorni innovativi, esplorando ulteriormente come integrare verdure e ingredienti a basso contenuto di carboidrati in modi creativi e soddisfacenti, arricchendo ulteriormente il repertorio culinario chetogenico.

3.4 Contorni Innovativi

La creatività nei contorni può trasformare anche il pasto più semplice in una cena festosa. Ecco alcune idee per accompagnare i tuoi piatti chetogenici con gusto e originalità.

Insalata di Avocado e Pomodoro

Freschezza e Sapore: Combinare cubetti di avocado maturi con pomodorini, cipolla rossa affettata sottile e coriandolo fresco. Condire con olio d'oliva extra vergine, succo di lime, sale e pepe per un contorno fresco e vivace che aggiunge un tocco di cremosità e acidità ai piatti principali.

Purè di Cavolfiore al Rosmarino

Una Svolta al Classico: Sostituire il tradizionale purè di patate con un purè di cavolfiore arricchito con aglio arrostito e rosmarino fresco. Questo contorno leggero ma cremoso è perfetto per accompagnare piatti di carne o pesce, offrendo tutti i comfort del purè di patate senza i carboidrati.

Fagiolini Saltati con Mandorle

Croccante e Nutriente: Fagiolini freschi saltati in padella con mandorle a lamelle e un pizzico di peperoncino per un tocco di calore. Questo contorno unisce la croccantezza delle mandorle al sapore fresco dei fagiolini, creando un perfetto equilibrio di texture e gusto.

Chips di Zucchine al Forno

Snack o Contorno: Tagliare le zucchine a fette sottili, condire con olio d'oliva e spezie a piacere, quindi cuocere al forno fino a che non diventano croccanti. Queste chips sono un'ottima alternativa alle patatine tradizionali e possono servire sia come snack che come contorno innovativo.

Caponata Chetogenica

Rivisitazione Siciliana: Preparare una caponata utilizzando meno melanzane e incorporando più peperoni, olive, capperi e pomodori a basso contenuto di carboidrati. Condire con aceto di vino rosso e dolcificante chetogenico per mantenere il bilanciamento di sapori agrodolci tipico della ricetta originale.

Questi contorni innovativi dimostrano come la dieta chetogenica possa essere tanto variata quanto gustosa, permettendo di esplorare nuove combinazioni di sapori senza rinunciare agli obiettivi nutrizionali. Proseguendo al punto 3.5, ci dedicheremo ai dolci senza sensi di colpa, esplorando come indulgere in piaceri dolciari in modo intelligente e chetogenico, chiudendo ogni pasto con una nota di pura soddisfazione.

3.5 Dolci Senza Sensi di Colpa

Anche nella dieta chetogenica, c'è spazio per la dolcezza. Ecco come coccolarsi con dessert deliziosi che si adattano perfettamente a un regime a basso contenuto di carboidrati.

Cheesecake Chetogenica al Limone

Delizia Cremosa: Una base croccante realizzata con farina di mandorle e burro, ricoperta da una crema soffice di formaggio e succo di limone, dolcificata con eritritolo o stevia. Questo cheesecake può essere goduto senza remore, offrendo la cremosità e l'acidità perfette per un finale di pasto leggero.

Brownies al Cioccolato e Avocado

Ricchi e Umidi: Sostituendo il burro con avocado maturo, questi brownies non solo diventano più salutari ma anche incredibilmente umidi. Il cacao in polvere e il dolcificante chetogenico si uniscono per creare un'esperienza cioccolatosa intensa, soddisfacendo la voglia di dolce senza impatti sul regime alimentare.

Mousse di Cioccolato con Avocado

Semplicità ed Eleganza: L'avocado si presta anche come base per una mousse al cioccolato setosa e ricca. Miscelato con cacao in polvere, dolcificante chetogenico e un pizzico di vaniglia, offre un dessert soddisfacente che incanta il palato senza appesantire.

Gelato Chetogenico alla Vaniglia

Fresco Conforto: Utilizzando panna montata, estratto di vaniglia e dolcificante chetogenico, si può preparare un gelato casalingo che rinfresca e delizia. Servire con frutti di bosco freschi per un tocco di dolcezza naturale e colore.

Biscotti al Burro di Mandorle

Croccantezza e Nutrimento: Con solo farina di mandorle, burro di mandorle, uovo e dolcificante chetogenico, questi biscotti offrono la perfetta croccantezza con un tocco di dolcezza. Ideali per accompagnare il caffè o come snack pomeridiano.

Queste ricette per dolci chetogenici dimostrano che seguire una dieta a basso contenuto di carboidrati non significa rinunciare al piacere dei dessert. Al contrario, con un po' di creatività e gli ingredienti giusti, è possibile preparare dolci che deliziano il palato e sostengono gli obiettivi di salute e benessere.

Proseguendo al Capitolo 4, entreremo nel mondo degli snack e spuntini sfiziosi, esplorando come mantenere il regime chetogenico anche nei momenti di fame tra un pasto e l'altro, offrendo opzioni gustose e pratiche che si adattano perfettamente a uno stile di vita dinamico e attento alla salute.

Capitolo 4: Pranzi Facili e Veloci

4.1 Chips e Crackers Fatti in Casa

Nell'ambito di una dieta chetogenica, trovare alternative croccanti e soddisfacenti ai tradizionali snack ricchi di carboidrati può sembrare una sfida. Tuttavia, con un po' di creatività, è possibile preparare in casa chips e crackers che non solo soddisfano la voglia di qualcosa di croccante ma sono anche nutrienti e completamente in linea con gli obiettivi chetogenici.

Chips di Cavolo Nero

Croccantezza Verde: Le chips di cavolo nero offrono una perfetta alternativa chetogenica alle patatine di patate. Basta strappare le foglie di cavolo nero in pezzi, massaggiarle con un filo d'olio d'oliva e un pizzico di sale; quindi, cuocerle in forno fino a che non diventano croccanti. Questo snack non solo è ricco di nutrienti ma anche incredibilmente soddisfacente.

Crackers di Semi

Bontà Nutriente: I crackers fatti con una miscela di semi di lino, semi di girasole, semi di zucca e chia sono un'ottima fonte di fibre e grassi salutari. Miscelare i semi con un po' d'acqua e lasciar riposare fino a che non si forma una pasta; stenderla poi sottilmente su una teglia e cuocere fino a doratura. Questi crackers sono perfetti da sgranocchiare da soli o accompagnati da formaggio o un dip chetogenico.

Chips di Formaggio

Semplicità Saporita: Le chips di formaggio sono semplicissime da preparare e incredibilmente versatili. Basta disporre piccoli mucchietti di formaggio grattugiato su una teglia rivestita di carta forno e cuocere fino a che non si trasformano in dischetti croccanti e dorati. Variando il tipo di formaggio, si possono esplorare diversi sapori e texture.

Questi snack fatti in casa non solo mantengono fedeli ai principi della dieta chetogenica ma offrono anche la soddisfazione di preparare qualcosa di gustoso e salutare con le proprie mani. Proseguendo al punto 4.2, esploreremo altre opzioni per snack e spuntini chetogenici, ampliando ulteriormente il ventaglio di scelte per chi cerca di mantenere uno stile di vita attivo e salutare senza rinunciare al piacere di un buon spuntino.

4.2 Smoothies e Frullati Nutrienti

Gli smoothies e i frullati chetogenici sono molto più che semplici bevande; sono veri e propri pasti liquidi che possono aiutare a mantenere l'organismo idratato e nutrito, offrendo al contempo una pausa rinfrescante e gustosa in qualsiasi momento della giornata.

Smoothie Verde Chetogenico

Energia Verde: Combinare spinaci freschi, un piccolo avocado, cetriolo, una manciata di foglie di menta, latte di cocco non zuccherato e qualche goccia di estratto di stevia (se necessario, per dolcificare). Questo smoothie non solo rinfresca ma fornisce anche una dose concentrata di nutrienti essenziali, tra cui potassio, magnesio e acidi grassi salutari.

Frullato di Bacche e Crema di Cocco

Dolcezza Naturale: Utilizzare un mix di bacche a basso contenuto di carboidrati (come lamponi, mirtilli e fragole) e unire con crema di cocco densa e qualche goccia di estratto di vaniglia. La crema di cocco aggiunge ricchezza e crea una texture liscia e soddisfacente, mentre le bacche offrono una dolcezza naturale e antiossidanti.

Frullato Proteico al Cioccolato

Sazietà e Piacere: Miscelare proteine in polvere chetogeniche al cioccolato con latte di mandorla non zuccherato, un cucchiaino di burro di arachidi naturale (senza zuccheri aggiunti) e ghiaccio. Questo frullato è perfetto per recuperare dopo l'allenamento o come snack saziante che soddisfa la voglia di dolce.

Smoothie al Caffè e Nocciola

Sveglia Nutriente: Unire caffè freddo, crema di nocciola chetogenica (senza zuccheri aggiunti), latte di mandorla e ghiaccio per creare uno smoothie energizzante che può sostituire il tradizionale caffè del mattino o servire come stimolo pomeridiano.

Questi smoothies e frullati dimostrano che seguire una dieta chetogenica non significa rinunciare alla varietà o al gusto. Proseguendo al punto 4.3, ci addentreremo nel mondo degli snack dolci, esplorando come indulgere in dolcetti e barrette energetiche che rimangono fedeli al regime chetogenico, offrendo soluzioni gustose per ogni momento della giornata.

4.3 Dolcetti e Barrette Energetiche

L'arte di creare snack dolci chetogenici risiede nell'utilizzo di ingredienti nutrienti che rispettano le restrizioni carboidratiche, offrendo al contempo una vera esperienza gustativa. Ecco alcune ricette che dimostrano la versatilità e la bontà degli snack dolci chetogenici.

Barrette Energetiche Chetogeniche al Cocco e Cioccolato

Soddisfazione Decadente: Combinare farina di cocco, olio di cocco, eritritolo (o un altro dolcificante chetogenico), un pizzico di sale e vaniglia per formare la base. Ricoprire con cioccolato fondente almeno al 85% sciolto con un tocco di olio di cocco per creare un contrasto di sapori che delizia il palato. Queste barrette non solo placano la voglia di dolce ma offrono anche un apporto energetico ideale per uno spuntino pomeridiano.

Mini Cheesecakes Chetogeniche

Delizia in Monoporzione: Preparare una base miscelando farina di mandorle con burro fuso e un tocco di dolcificante chetogenico. La crema si ottiene battendo insieme formaggio cremoso, eritritolo, uova ed estratto di vaniglia, da versare poi sulla base e cuocere. Questi mini-cheesecakes possono essere personalizzati con aggiunte come purea di lamponi a basso contenuto di carboidrati o una spolverata di cacao in polvere.

Muffin al Cioccolato e Nocciola

Colazione o Snack: Utilizzare farina di nocciola o mandorle come base, miscelando con cacao in polvere, dolcificante chetogenico, uova, olio di cocco e lievito per dolci. Questi muffin sono perfetti per chi cerca un'opzione dolce al mattino o come snack, combinando il gusto intenso del cioccolato con la ricchezza delle nocciole.

Palline Energetiche al Burro di Arachidi

Energia Portatile: Miscelare burro di arachidi naturale (senza zuccheri aggiunti), farina di cocco, dolcificante chetogenico e un po' di sale. Formare delle palline e passarle in cocco grattugiato o cacao in polvere per un finish gustoso. Queste palline energetiche sono l'ideale per uno snack veloce che fornisce sia energia che nutrimento.

Queste ricette di dolcetti e barrette energetiche dimostrano come la dieta chetogenica possa essere non solo salutare ma anche incredibilmente piacevole, consentendo di godere di snack dolci senza compromettere i progressi o i principi nutrizionali.

Proseguendo al punto 4.4, esploreremo altre opzioni per integrare la dieta chetogenica con snack salati, ampliando ancora di più le possibilità culinarie per chi segue questo regime alimentare.

4.4 Formaggi e Salumi

Una combinazione classica e sempre apprezzata, formaggi e salumi offrono una vasta gamma di sapori e consistenze che possono soddisfare la fame in modo rapido ed efficace, rispettando i principi della dieta chetogenica.

Tavola di Formaggi e Salumi Chetogenici

Varietà e Gusto: Creare una tavola assortita con formaggi a basso contenuto di carboidrati, come cheddar, gouda, parmigiano e brie, abbinati a salumi senza carboidrati aggiunti, come prosciutto crudo, salame e pancetta. Aggiungere olive, cetrioli e peperoni per un tocco di freschezza e colore.

Spiedini di Mozzarella e Pomodoro

Freschezza su uno Stuzzicadenti: Alternare su uno stuzzicadenti ciliegine di mozzarella e pomodorini, condendo con olio d'oliva, sale, pepe e basilico fresco. Questi spiedini sono perfetti per uno snack veloce o un antipasto, combinando sapori mediterranei in un formato pratico e chetogenico.

Chips di Salame al Forno

Croccantezza Salata: Disporre fette di salame su una teglia rivestita di carta forno e cuocere a bassa temperatura fino a che non diventano croccanti. Queste chips di salame offrono una perfetta alternativa salata e croccante, ideali per uno spuntino o per accompagnare aperitivi chetogenici.

Roll-up di Prosciutto e Asparagi

Semplicità e Raffinatezza: Avvolgere steli di asparagi grigliati o blanché in fette di prosciutto crudo, creando dei bocconcini gustosi e nutrienti. Questa combinazione offre un equilibrio di sapori e texture, perfetto per uno snack soddisfacente o un antipasto elegante.

Queste opzioni per snack salati dimostrano che la dieta chetogenica può essere incredibilmente versatile e piena di sapore, offrendo alternative valide per ogni tipo di preferenza alimentare. Proseguendo al punto 4.5, approfondiremo come le noci e i semi possono essere integrati nella dieta chetogenica come snack da portare sempre con sé, offrendo soluzioni pratiche e nutrienti per mantenere l'energia durante la giornata senza rinunciare al gusto.

4.5 Noci e Semi: Snack da Portare Sempre con Sé

La facilità con cui noci e semi possono essere incorporati nella dieta chetogenica li rende gli snack ideali per chi è sempre in movimento. Ricchi di nutrienti e facilmente trasportabili, questi alimenti offrono un mix ideale di convenienza e salute.

Mix di Noci Chetogeniche

Variazione e Sapore: Creare un mix personalizzato di noci che rispettino le proprie preferenze e necessità chetogeniche. Mandorle, noci pecan, noci di macadamia e nocciole sono opzioni eccellenti per la loro alta percentuale di grassi e basso contenuto di carboidrati netti. Un pizzico di sale marino o spezie può aggiungere un ulteriore tocco di sapore a questo snack semplice ma nutriente.

Semi Tostati con Aromi

Croccantezza Aromatica: I semi di zucca e di girasole, leggermente tostati e conditi con tamari (salsa di soia senza glutine) o con una miscela di spezie chetogeniche, offrono un'alternativa croccante e saporita. Questi semi sono non solo gustosi ma anche ricchi di minerali come magnesio e zinco, essenziali per il benessere generale.

Palline Energetiche ai Semi di Chia

Dolcezza Nutriente: Combinare semi di chia, burro di cocco, un dolcificante chetogenico e cacao in polvere per creare delle palline energetiche che possono essere facilmente trasportate e consumate in qualsiasi momento della giornata. Questo snack offre un eccellente equilibrio di fibre, grassi e un tocco di dolcezza, perfetto per placare la fame in modo sano.

Barrette Fatte in Casa con Semi e Noci

Convenienza Fai-da-Te: Preparare barrette energetiche in casa mescolando noci tritate, semi, un legante chetogenico come il burro di mandorle o di arachidi e un dolcificante compatibile con la dieta chetogenica. Queste barrette possono essere personalizzate con vari ingredienti e sono ideali per uno snack on-the-go che sazia e nutre.

Questi snack a base di noci e semi non solo sono compatibili con la dieta chetogenica ma sono anche deliziosi e facili da preparare, dimostrando che mantenere uno stile di vita salutare non richiede necessariamente grandi sacrifici. Proseguendo al Capitolo 5, esploreremo le sfide comuni della dieta chetogenica e come superarle, fornendo strategie e consigli per navigare efficacemente nel percorso verso il benessere e il mantenimento della forma fisica.

Capitolo 5: Cene Deliziose e Semplici

5.1 Gestire la Fame e le Voglie

Una delle sfide più comuni per chi inizia la dieta chetogenica è la gestione della fame e delle voglie, specialmente nelle prime fasi del passaggio da un'alimentazione tradizionale ricca di carboidrati a una a basso contenuto di carboidrati. Ecco come affrontare questi momenti critici mantenendo ferma la propria determinazione.

Comprensione e Accettazione

Ascoltare il Proprio Corpo: Comprendere che le voglie e la sensazione di fame possono essere effetti temporanei della transizione verso la chetosi. Riconoscere questi segnali senza cedere alla tentazione richiede forza di volontà ma è fondamentale per il successo a lungo termine.

Strategie Nutrizionali

Mangiare Alimenti Ricchi di Grassi e Proteine: Questi macronutrienti hanno un elevato potere saziante. Includere nella propria dieta avocadi, carne grassa, pesce ricco di omega-3 e noci può aiutare a ridurre la fame e le voglie.

Idratazione: Bere abbondante acqua o tisane non zuccherate può aiutare a gestire la fame. Spesso, il nostro corpo confonde la sete con la fame.

Supporto Emotivo e Mentale

Affrontare le Emozioni senza Cibo: Identificare altre fonti di gratificazione o consolazione che non siano legate al cibo, come l'attività fisica, la meditazione, o hobby creativi, può aiutare a ridurre la dipendenza emotiva dal cibo.

Pianificazione

Preparazione di Snack Chetogenici: Avere sempre a disposizione snack chetogenici può prevenire cedimenti impulsivi a cibi ricchi di carboidrati. La preparazione e la pianificazione sono alleate fondamentali nella gestione delle voglie.

Gestione delle Ricadute

Perdonarsi e Proseguire: In caso di deviazioni dalla dieta, è importante non colpevolizzarsi ma piuttosto imparare dall'esperienza e ritornare immediatamente al regime chetogenico, riconoscendo ogni giorno come una nuova opportunità di successo.

Superare la fame e le voglie richiede un approccio olistico che comprenda strategie nutrizionali, supporto emotivo e una pianificazione attenta. Proseguendo al punto 5.2, esploreremo come affrontare i plateau di peso, un'altra sfida comune per chi segue la dieta chetogenica, offrendo consigli pratici per mantenere il progresso e l'entusiasmo nel percorso verso il raggiungimento dei propri obiettivi di salute e forma fisica.

5.2 Affrontare i Plateau di Peso

Un plateau di peso può sembrare scoraggiante, ma è importante ricordare che è una parte naturale del processo di perdita di peso. Ecco come affrontarlo in modo produttivo e positivo.

Revisione dell'Assunzione di Carboidrati

Ricalibrare i Macro: A volte, anche piccole quantità di carboidrati possono interferire con la chetosi e arrestare la perdita di peso. Esaminare attentamente la propria dieta per identificare e ridurre ulteriormente i carboidrati nascosti.

Aumentare l'Attività Fisica

Incrementare il Movimento: Aggiungere varietà e intensità all'esercizio fisico può aiutare a stimolare il metabolismo. L'allenamento a intervalli ad alta intensità (HIIT) o il sollevamento pesi sono particolarmente efficaci nel superare i plateau.

Gestione del Sonno e dello Stress

Ottimizzare il Riposo: La qualità del sonno e i livelli di stress possono avere un impatto significativo sulla perdita di peso. Assicurarsi di dormire a sufficienza e utilizzare tecniche di gestione dello stress come la meditazione o lo yoga può favorire il progresso.

Ciclizzazione dei Carboidrati

Strategie Flessibili: Introdurre una ciclizzazione controllata dei carboidrati, ovvero aumentare l'assunzione di carboidrati in modo strategico per alcuni giorni, può rinvigorire il metabolismo e aiutare a superare il plateau.

Monitoraggio e bilanciamento Calorico

Bilanciare le Calorie: Anche in una dieta chetogenica, un surplus calorico può rallentare la perdita di peso. Utilizzare un diario alimentare o un'app per monitorare l'assunzione e, se necessario, apportare piccoli aggiustamenti per assicurare un deficit calorico sostenibile.

Focus sull'Intero Percorso

Valutare i Progressi Oltre la Bilancia: Misurare i successi in termini di miglioramento della salute, energia e benessere generale, oltre alla semplice perdita di peso. Questo approccio olistico può offrire una prospettiva più equilibrata e motivante.

Superare un plateau di peso richiede pazienza, sperimentazione e un approccio olistico alla propria salute e benessere. Ricordarsi che questi periodi di stallo sono temporanei può aiutare a mantenere una prospettiva positiva e a rimanere impegnati nel proprio percorso.

Proseguendo al punto 5.3, esploreremo come la dieta chetogenica interagisce con la vita sociale, offrendo consigli su come godersi eventi sociali e riunioni senza deviare dai propri obiettivi alimentari, sottolineando l'importanza di trovare un equilibrio che permetta di godere della vita sociale mantenendo i benefici della dieta chetogenica.

5.3 Dieta Chetogenica e Vita Sociale

Una vita sociale attiva non deve essere in conflitto con il rispetto della dieta chetogenica. Ecco alcuni consigli pratici per mantenere il proprio regime alimentare senza rinunciare al piacere di uscire con amici e familiari.

Preparazione e Pianificazione

Pre-Mangiare: Considerare l'idea di consumare uno spuntino chetogenico prima di partecipare a un evento. Questo aiuterà a ridurre la tentazione di cedere a cibi non conformi alla dieta.

Ricerca Preventiva: Se l'evento prevede un pasto al ristorante, consultare in anticipo il menù online per individuare le opzioni chetogeniche o quelle che possono essere facilmente adattate.

Comunicazione

Essere Proattivi: Non esitare a discutere le proprie esigenze alimentari con gli ospiti o il personale del ristorante. La maggior parte dei ristoranti è abituata a soddisfare richieste dietetiche specifiche e può offrire alternative adatte.

Scelte Alimentari Intelligenti

Optare per Proteine e Grassi: Nei buffet o durante i pasti, prediligere piatti a base di proteine (carne, pesce) e grassi salutari (avocado, olive), accompagnati da verdure a basso contenuto di carboidrati.

Gestione delle Bevande

Scegliere Bevande Chetogeniche: Alcol e cocktail possono nascondere zuccheri e carboidrati. Preferire vino secco, birra light o alcolici puri (come vodka o gin) miscelati con acqua tonica senza zuccheri o semplice acqua frizzante.

Flessibilità ed Equilibrio

Adottare un Approccio Flessibile: Se si decide consapevolmente di deviare temporaneamente dalla dieta per un'occasione speciale, è importante farlo senza sensi di colpa e tornare al regime chetogenico il pasto successivo.

Mantenere la Prospettiva

Priorizzare le Relazioni e l'Esperienza: Ricordare che gli eventi sociali sono innanzitutto opportunità per connettersi con altri. Mantenere il focus sull'interazione piuttosto che sul cibo può aiutare a ridurre lo stress legato alla dieta.

Adottando queste strategie, è possibile godersi una vita sociale piena e ricca senza compromettere il successo della dieta chetogenica. La chiave sta nella preparazione, nella comunicazione e nella capacità di fare scelte consapevoli. Proseguendo al punto 5.4, affronteremo l'importanza degli integratori e del bilanciamento nutrizionale nella dieta chetogenica, offrendo consigli per garantire che il corpo riceva tutti i nutrienti necessari per funzionare al meglio.

5.4 Integrazione e Bilanciamento Nutrizionale nella Dieta Chetogenica

Mentre la dieta chetogenica può fornire molti benefici per la salute, è essenziale assicurarsi di ottenere un'ampia gamma di nutrienti per sostenere le funzioni corporee vitali e prevenire carenze.

Importanza degli Elettroliti

Prevenire la Carena di Elettroliti: La transizione a una dieta a basso contenuto di carboidrati può portare a una diminuzione delle riserve di elettroliti. Integrare con sodio, potassio e magnesio può aiutare a prevenire sintomi come affaticamento, mal di testa e crampi muscolari.

Supplementi di Fibra

Supporto Digestivo: Considerando la ridotta assunzione di carboidrati, e quindi spesso di fibre, l'aggiunta di un supplemento di fibra può aiutare a mantenere la salute digestiva. Semi di lino macinati o psillio sono opzioni naturali che si integrano bene con la dieta chetogenica.

Vitamine e Minerali

Compensare le Potenziali Carenze: Un multivitaminico di alta qualità può aiutare a colmare eventuali lacune nutrizionali, specialmente per vitamine come la D e il gruppo B, e minerali come il selenio e lo zinco, che sono cruciali per il benessere generale.

Acidi Grassi Omega-3

Supporto per Cuore e Cervello: Integrare con acidi grassi omega-3, tramite l'assunzione di olio di pesce o di alghe, può offrire benefici per la salute cardiovascolare e neurologica, oltre a contrastare l'infiammazione.

Adattamento delle Porzioni e Della Qualità degli Alimenti

Qualità Oltre la Quantità: Scegliere alimenti ricchi di nutrienti e di alta qualità, come carni allevate al pascolo, pesce pescato in mare aperto e verdure biologiche, può migliorare il profilo nutrizionale della dieta chetogenica.

Ascolto del Proprio Corpo

Valutazione Personale: Monitorare come si sente il proprio corpo può fornire indizi importanti su eventuali carenze nutrizionali o sulla necessità di aggiustamenti nella dieta.

L'integrazione e il bilanciamento nutrizionale nella dieta chetogenica non solo aiutano a ottimizzare i risultati in termini di perdita di peso e benessere generale ma garantiscono anche che il corpo rimanga sano e vigoroso nel lungo termine. Nel prossimo punto, 5.5, tratteremo come mantenere i risultati ottenuti con la dieta chetogenica e gestire efficacemente la transizione verso un regime alimentare meno restrittivo, assicurando che i benefici raggiunti siano duraturi.

5.5 Mantenimento e Transizione

Il passaggio da un regime chetogenico stretto a un'alimentazione più flessibile può essere tanto desiderato quanto temuto, per il timore di compromettere i risultati conseguiti. Ecco come gestire questo processo con successo.

Valutazione del Proprio Corpo e dei Bisogni

Ascolto Attento: Prima di apportare cambiamenti, è fondamentale valutare come ci si sente e quali sono stati i benefici ottenuti grazie alla dieta chetogenica. Considerare fattori come energia, qualità del sonno, livelli di infiammazione e composizione corporea può aiutare a definire quali aspetti del regime attuale si desidera mantenere.

Incremento Graduale dei Carboidrati

Transizione Controllata: Aumentare l'assunzione di carboidrati in modo graduale e monitorato, privilegiando quelli a basso indice glicemico e ricchi di fibre, come verdure, legumi e alcuni frutti. Questo approccio aiuta a evitare sbalzi glicemici e a mantenere il controllo sul peso.

Mantenere l'Equilibrio Nutrizionale

Focus sui Macronutrienti: Anche aumentando i carboidrati, è cruciale continuare a consumare adeguate quantità di grassi e proteine salutari. Questo bilanciamento aiuta a sostenere il metabolismo e a mantenere la sazietà.

Monitoraggio e Adattamento

Osservazione dei Cambiamenti: Utilizzare un diario alimentare o app di tracking per monitorare gli effetti delle modifiche dietetiche sul proprio corpo. Essere pronti a fare ulteriori aggiustamenti in base ai risultati osservati.

Sviluppo di una Mentalità a Lungo Termine

Alimentazione Intenzionale: Vincere la tentazione di tornare a vecchie abitudini non salutari richiede una dedizione costante a un'alimentazione consapevole e intenzionale. Ricordare i motivi che hanno spinto alla scelta della dieta chetogenica può aiutare a mantenere uno stile di vita sano.

Supporto Continuato

Ricerca di Comunità: Mantenersi connessi con comunità online o gruppi di supporto può fornire motivazione e consigli utili per navigare nella fase di transizione.

Gestire con successo il mantenimento e la transizione richiede una comprensione approfondita dei propri bisogni nutrizionali e un impegno continuo verso scelte alimentari sane. Questo processo non solo consente di preservare i benefici ottenuti ma apre anche la porta a un benessere duraturo e a un rapporto più equilibrato e soddisfacente con il cibo.

Proseguendo, il capitolo successivo, iniziando dal punto 6.1, si focalizzerà sullo stile di vita chetogenico oltre la dieta, esplorando come creare una routine quotidiana che sostenga e arricchisca ulteriormente i benefici della chetogenesi, coprendo aspetti che vanno dall'esercizio fisico alla gestione dello stress, per una visione olistica della salute e del benessere.

Capitolo 6: Snack e Spuntini Sfiziosi

6.1 Creare una Routine Sostenibile

L'adozione di uno stile di vita chetogenico richiede più della semplice attenzione alla dieta; implica la creazione di una routine quotidiana che sostenga il benessere generale. Ecco come stabilire abitudini sostenibili che allineino l'alimentazione con altri aspetti della salute.

Esercizio Fisico Regolare

Integrare Attività Fisica Consistente: L'esercizio fisico gioca un ruolo cruciale nel potenziare i benefici metabolici della dieta chetogenica. Dal cardio al sollevamento pesi, passando per lo yoga e il pilates, scegliere attività che si amano garantisce coerenza e piacere nel movimento.

Gestione dello Stress e del Riposo

Priorità al Riposo e alla Riduzione dello Stress: Tecniche di rilassamento come la meditazione, la respirazione profonda e la mindfulness possono migliorare la qualità del sonno e ridurre i livelli di stress, contribuendo a un approccio più equilibrato alla dieta e alla salute.

Connessione Sociale

Mantenere Legami Forti: Le relazioni positive giocano un ruolo chiave nel benessere emotivo. Dedicare tempo alla famiglia, agli amici e agli hobby può fornire il supporto emotivo necessario per mantenere uno stile di vita chetogenico a lungo termine.

Educazione Continua

Apprendimento Costante: Mantenersi informati sulle ultime ricerche e strategie legate alla dieta chetogenica e alla salute generale può offrire nuove idee e motivazione per continuare il percorso di benessere.

Ascolto del Proprio Corpo

Riconoscimento dei Segnali: Essere attenti ai segnali che il corpo invia è fondamentale per adeguare l'alimentazione e lo stile di vita alle proprie esigenze, migliorando così la qualità della vita.

Creazione di Ambienti Supportivi

Organizzare Spazi che Incoraggino Scelte Salutari: Che si tratti della cucina, dell'ufficio o degli spazi ricreativi, creare ambienti che facilitino la scelta di opzioni chetogeniche e l'adozione di abitudini salutari può rendere la sostenibilità dello stile di vita più semplice e intuitiva.

Adottando questi principi per creare una routine quotidiana sostenibile, è possibile vivere uno stile di vita chetogenico che vada oltre la dieta, promuovendo un benessere complessivo e duraturo. Nel punto successivo, 6.2, esploreremo ulteriormente come trovare ispirazione per ricette chetogeniche innovative e appetitose, mantenendo alta la motivazione e la soddisfazione nel seguire questo regime alimentare.

6.2 Inspirazione per Ricette

La chiave per sostenere a lungo termine la dieta chetogenica è variare spesso il proprio menù, esplorando nuove ricette che soddisfino il palato senza compromettere i principi nutrizionali. Ecco alcuni consigli per mantenere alta l'ispirazione culinaria.

Esplorare Fonti di Ricette Chetogeniche

Risorse Online e Libri: Il web è un tesoro di ricette chetogeniche, blog, forum e video tutorial che possono offrire nuove idee e spunti. I libri di cucina specializzati sulla dieta chetogenica sono altrettanto preziosi per trovare ispirazione.

Sperimentazione con Ingredienti Alternativi

Ingredienti a Basso Contenuto di Carboidrati: Scoprire e sperimentare con ingredienti alternativi a basso contenuto di carboidrati, come farine non tradizionali (mandorle, cocco) o dolcificanti chetogenici, può aprire un mondo di possibilità culinarie, dalla panificazione ai dessert.

Partecipazione a Comunità Online

Scambio di Ricette e Consigli: Unirsi a gruppi e comunità online dedicati alla dieta chetogenica può essere un ottimo modo per condividere e scoprire ricette, oltre a ricevere feedback e supporto da persone che condividono lo stesso percorso alimentare.

Corsi di Cucina e Workshop

Apprendimento Pratico: Partecipare a corsi di cucina chetogenica o workshop, sia online che di persona, può fornire competenze pratiche e nuove idee da sperimentare in cucina, trasformando la preparazione dei pasti in un'esperienza divertente e formativa.

Viaggiare attraverso i Sapori

Cucina Etnica: Esplorare le ricette di diverse culture può essere un modo eccitante per aggiungere varietà al proprio regime chetogenico. Molte cucine offrono piatti naturalmente bassi in carboidrati che possono essere facilmente adattati o incorporati nel menù.

Giornale di Cucina Personale

Documentare le Esplorazioni Culinarie: Tenere un diario delle proprie sperimentazioni in cucina, annotando modifiche, successi e fallimenti, non solo aiuta a perfezionare le ricette ma può anche servire come fonte di ispirazione futura.

Mantenendo una curiosità culinaria attiva e sperimentando con nuovi ingredienti e ricette, è possibile rendere la dieta chetogenica un'avventura gastronomica continua. Nel punto successivo, 6.3, approfondiremo come gestire le eccezioni e le deviazioni occasionali dalla dieta, imparando a navigare queste situazioni con flessibilità e senza colpevolizzazione, per un approccio più equilibrato e sostenibile al benessere.

6.3 Gestione delle Eccezioni

Incorporare flessibilità nella dieta chetogenica non solo aiuta a gestire meglio le occasioni sociali e le tentazioni ma promuove anche un rapporto più sano con il cibo. Ecco come navigare queste deviazioni in modo costruttivo.

Anticipazione e Pianificazione

Prevedere Le Eccezioni: Quando possibile, anticipare eventi o situazioni che potrebbero portare a deviazioni dalla dieta. Pianificare in anticipo come gestirli può ridurre lo stress e consentire di godersi il momento senza sensi di colpa.

Scelte Consapevoli

Decidere Intenzionalmente: Scegliere consapevolmente di fare un'eccezione, piuttosto che cedere impulsivamente a una tentazione, può fare una grande differenza nella percezione dell'evento. Considerare le deviazioni come parte di una vita equilibrata e non come fallimenti.

Ritorno al Piano

Strategia di Ritorno: Dopo una deviazione, avere un piano chiaro per ritornare alla dieta chetogenica è fondamentale. Questo può includere la preparazione di pasti chetogenici per i giorni successivi o l'impegno in un'attività fisica extra.

Mentalità di Crescita

Apprendere da Ogni Esperienza: Ogni deviazione offre l'opportunità di apprendere qualcosa su sé stessi e sulle proprie esigenze nutrizionali. Riflettere su cosa ha portato alla decisione di deviare e come ci si è sentiti dopo può essere utile per future situazioni simili.

Supporto e Condivisione

Condividere le Proprie Esperienze: Parlare delle proprie esperienze con amici, familiari o membri della comunità chetogenica online può fornire supporto e prospettive diverse su come gestire le deviazioni in modo sano.

Mantenimento dell'Equilibrio

Equilibrio a Lungo Termine: Riconoscere che il successo di uno stile di vita chetogenico non si misura da una singola scelta alimentare ma dalla coerenza e dall'impegno nel tempo. L'equilibrio e la flessibilità sono essenziali per un approccio sostenibile alla salute e al benessere.

Affrontare le deviazioni dalla dieta chetogenica con una mentalità aperta e priva di giudizio aiuta a mantenere la motivazione e a promuovere un rapporto positivo con il cibo e con sé stessi. Nel punto successivo, 6.4, esploreremo l'importanza della comunità chetogenica come risorsa di supporto, condivisione di esperienze e motivazione, sottolineando come il senso di appartenenza possa arricchire e sostenere il percorso verso il benessere.

6.4 La Comunità Chetogenica

Il sostegno di una comunità può trasformare il percorso chetogenico da un'esperienza solitaria a una condivisa, arricchita dalle storie e dagli insegnamenti di altri che percorrono lo stesso cammino.

Trovare la Propria Tribù

Esplorare Gruppi e Forum Online: Il mondo digitale offre infinite possibilità per connettersi con gruppi chetogenici, che si tratti di forum, pagine Facebook, o canali Instagram dedicati. Queste piattaforme permettono di condividere ricette, consigli pratici e storie di successo.

Partecipare a Eventi e Meetup: Cercare eventi locali o nazionali legati alla dieta chetogenica. Workshop, conferenze e incontri sociali possono offrire occasioni preziose per imparare da esperti e costruire relazioni significative con individui che condividono interessi simili.

Condivisione di Esperienze e Risorse

Raccontare la Propria Storia: Condividere le proprie vittorie e le sfide incontrate lungo il percorso può ispirare altri e allo stesso tempo rafforzare il proprio impegno verso la dieta. La narrazione personale ha il potere di motivare sia chi racconta sia chi ascolta.

Scambio di Consigli e Strategie: La condivisione di tattiche per superare le difficoltà o per rendere la dieta più gestibile e piacevole può aiutare altri membri della comunità a trovare soluzioni a problemi comuni.

Supporto Emotivo e Motivazionale

Incoraggiamento Reciproco: In momenti di sconforto o di stallo, il supporto e l'incoraggiamento ricevuti dalla comunità possono fare la differenza nel mantenere alta la motivazione. Sapere di non essere soli nelle proprie lotte può fornire la forza necessaria per continuare.

Crescita Personale e Collettiva

Apprendimento Continuo: Attraverso la condivisione di conoscenze ed esperienze, gli individui possono crescere insieme, scoprendo nuove strategie per ottimizzare la salute e il benessere attraverso la dieta chetogenica. La comunità diventa un luogo di apprendimento collettivo.

La comunità chetogenica rappresenta un pilastro fondamentale per chiunque intraprenda questo stile di vita, offrendo una rete di supporto che va oltre il semplice scambio di ricette o consigli pratici. Nel punto successivo, 6.5, ci dedicheremo a esplorare le testimonianze e i successi personali all'interno della comunità chetogenica, evidenziando come le storie individuali possano ispirare e guidare altri nel loro viaggio verso il benessere.

6.5 Testimonianze e Successi

La condivisione delle proprie esperienze personali con la dieta chetogenica funge da potente mezzo motivazionale e educativo, dimostrando che i cambiamenti positivi sono possibili e accessibili a tutti.

La Forza delle Storie Personali

Inspirazione da Successi Condivisi: Leggere o ascoltare le storie di persone che hanno superato ostacoli simili e raggiunto i loro obiettivi di salute può infondere speranza e determinazione. Queste testimonianze spesso includono consigli pratici e soluzioni a problemi comuni, rendendole strumenti preziosi per chi cerca orientamento.

Superare le Sfide

Lezioni da Difficoltà Superate: Le storie di successo non sono prive di ostacoli; al contrario, spesso mettono in luce le sfide affrontate e come sono state superate. Questo aspetto delle testimonianze aiuta a normalizzare le difficoltà nel percorso chetogenico, mostrando che sono superabili e parte integrante del processo di crescita personale.

Variazione di Esperienze

Diversità di Percorsi: Le testimonianze provenienti da un'ampia gamma di sfondi e situazioni di vita arricchiscono la comprensione della dieta chetogenica, evidenziando come possa essere adattata a diverse esigenze, stili di vita e obiettivi. Questa diversità incoraggia l'individuazione di un approccio personalizzato al benessere.

Condivisione e Community Building

Contribuire alla Comunità: Coloro che condividono le proprie storie non solo traggono beneficio personale da questo atto ma contribuiscono anche attivamente alla costruzione di una comunità supportiva e inclusiva. Incoraggiare altri a condividere le proprie esperienze può rafforzare il senso di appartenenza e solidarietà all'interno del gruppo.

Le testimonianze e i successi personali rappresentano un elemento fondamentale dello stile di vita chetogenico, sottolineando l'importanza del supporto reciproco, della condivisione delle conoscenze e dell'ispirazione collettiva. Nel capitolo successivo, iniziando dal punto 7.1, ci addentreremo ulteriormente in come vivere la dieta chetogenica ogni giorno, offrendo consigli pratici e strategie per integrare questo regime alimentare in modo armonioso e sostenibile nella vita quotidiana.

Capitolo 7: Superare le Sfide Comuni

7.1 Vivere Quotidianamente la Dieta Chetogenica

Adottare uno stile di vita chetogenico non riguarda solo la scelta degli alimenti; è anche questione di integrare queste scelte in un contesto di vita complessivo che ne faciliti l'adesione e la godibilità. Ecco come rendere la dieta chetogenica una parte naturale e appagante del quotidiano.

Pianificazione e Preparazione

Preparazione dei Pasti: Dedicare del tempo alla preparazione dei pasti per la settimana può semplificare notevolmente l'adesione alla dieta chetogenica, evitando la tentazione di optare per scelte meno salutari quando si è stretti con i tempi.

Lista della Spesa Mirata: Creare una lista della spesa basata sui piani dei pasti può aiutare a mantenere la focalizzazione sugli alimenti chetogenici durante la spesa, riducendo le distrazioni e le tentazioni.

Adattabilità

Flessibilità nei Pasti: Essere aperti a modificare i piani alimentari in base alla disponibilità degli ingredienti, ai cambiamenti degli impegni quotidiani e alle occasioni sociali può rendere più semplice mantenere la dieta nel lungo termine.

Alternativa ai Fast Food: Avere a disposizione opzioni veloci ma conformi alla dieta, come snack chetogenici o pasti pre-preparati, può fornire alternative salutari ai tipici fast food nei momenti di fretta.

Integrazione nella Vita Sociale

Condivisione con Amici e Famiglia: Coinvolgere amici e famiglia nella propria scelta di vita chetogenica, magari preparando insieme pasti chetogenici, può arricchire l'esperienza e offrire supporto reciproco.

Scelte al Ristorante: Informarsi in anticipo sul menù dei ristoranti e non esitare a chiedere modifiche ai piatti può permettere di godere della vita sociale senza deviazioni dal proprio regime alimentare.

Educazione Continua

Aggiornamento e Apprendimento: Rimane fondamentale tenersi informati sulle ultime ricerche e sui consigli relativi alla dieta chetogenica per ottimizzarne i benefici e adattarla meglio alle proprie esigenze.

Vivere quotidianamente la dieta chetogenica implica trovare un equilibrio tra disciplina e flessibilità, pianificazione e spontaneità. È una questione di fare scelte consapevoli che sostengano gli obiettivi di salute e benessere, senza che diventi un peso o un'ossessione. Proseguendo al punto 7.2, esamineremo come mantenere attiva la motivazione, elemento chiave per la sostenibilità di qualsiasi cambiamento di stile di vita, in particolare uno così trasformativo come la dieta chetogenica.

7.2 Mantenere la Motivazione

La motivazione può fluttuare nel tempo, influenzata da sfide, successi e scoperte personali. Ecco come mantenere viva la scintilla motivazionale per sostenere uno stile di vita chetogenico nel lungo termine.

Stabilire Obiettivi Chiari e Misurabili

Definire Obiettivi Specifici: Avere obiettivi chiari e realistici fornisce una direzione e uno scopo. Sia che si tratti di perdere peso, migliorare i marcatori di salute o aumentare i livelli di energia, sapere esattamente cosa si vuole raggiungere può fungere da potente motivatore.

Celebrare i Piccoli Successi

Riconoscimento dei Progressi: Ogni piccolo traguardo raggiunto sulla strada verso l'obiettivo finale merita di essere celebrato. Questi momenti di gioia non solo rafforzano la motivazione ma aiutano anche a mantenere una prospettiva positiva.

Creare una Rete di Supporto

Cercare Sostegno: Circondarsi di amici, familiari o membri della comunità chetogenica che supportano e comprendono il percorso intrapreso può offrire incoraggiamento nei momenti di dubbio e celebrare insieme le vittorie.

Tenere un Diario

Documentare il Viaggio: Tenere traccia dei propri pasti, dell'attività fisica e dei sentimenti in un diario può aiutare a identificare schemi, celebrare progressi e riflettere sulle sfide superate, rinnovando così la motivazione.

Adattabilità e Apprendimento Continuo

Essere Aperti al Cambiamento: La disposizione ad adattare la propria dieta e routine in risposta a nuove informazioni o cambiamenti nelle circostanze personali può rivelare nuovi percorsi motivazionali e prevenire la stagnazione.

Visualizzazione

Immaginare il Successo: La pratica della visualizzazione, immaginando vividamente di raggiungere i propri obiettivi, può stimolare la motivazione intrinseca e aiutare a superare gli ostacoli con maggiore determinazione.

La chiave per mantenere la motivazione nel seguire una dieta chetogenica risiede nell'equilibrio tra coerenza e flessibilità, nell'apprezzamento dei progressi compiuti e nell'essere aperti a crescere e adattarsi lungo il percorso. Nel punto successivo, 7.3, approfondiremo come integrare la mindfulness e la consapevolezza alimentare nella pratica quotidiana della dieta chetogenica, potenziando ulteriormente l'approccio olistico al benessere e alla salute.

7.3 Mindfulness e Consapevolezza Alimentare

L'integrazione della mindfulness nella dieta chetogenica non solo migliora la gestione del peso e la salute generale ma anche arricchisce l'esperienza culinaria, rendendola più gratificante e sostenibile.

Praticare la Mindfulness a Tavola

Ascoltare il Proprio Corpo: Imparare a riconoscere i segnali di fame e sazietà del corpo è essenziale. Mangiare lentamente e senza distrazioni permette di ascoltare meglio queste indicazioni, evitando così il sovra consumo.

Valutare le Proprie Esigenze Nutrizionali: Essere consapevoli delle proprie necessità nutrizionali e di come i vari alimenti influenzano il benessere personale può guidare verso scelte alimentari più mirate e benefiche.

Gratitudine per il Cibo

Apprezzamento per gli Alimenti: Prendersi un momento per esprimere gratitudine per il cibo a disposizione può intensificare l'esperienza di mangiare e promuovere una maggiore consapevolezza delle risorse alimentari e del loro impatto.

Gestione Emotiva

Riconoscimento delle Abitudini Emotive: Identificare e affrontare abitudini come il mangiare emotivo o il mangiare per noia con strumenti mindfulness può aiutare a rompere cicli negativi e sostituirli con risposte più salutari.

Sperimentazione e Giocosità

Esplorazione con Curiosità: Avvicinarsi alla dieta chetogenica con un senso di sperimentazione e apertura può trasformare la preparazione dei pasti e la scelta degli alimenti in un'attività creativa e piacevole, riducendo la sensazione di restrizione.

Mindfulness nella Preparazione dei Pasti

Cucinare con Attenzione: Concentrarsi pienamente sul processo di preparazione del cibo, dall'acquisto degli ingredienti alla loro trasformazione in piatti finiti, può aumentare il piacere derivato dal cibo e migliorare la connessione con il processo alimentare.

Adottando un approccio mindful all'alimentazione, coloro che seguono la dieta chetogenica possono sviluppare una relazione più profonda e soddisfacente con il cibo, basata sulla consapevolezza, il rispetto e il piacere. Nel punto successivo, 7.4, discuteremo l'importanza dell'equilibrio tra vita digitale e reale, esplorando come moderare l'uso della tecnologia per supportare uno stile di vita chetogenico concentrato sulla salute, sul benessere e sulla connessione umana.

7.4 Equilibrio tra Vita Digitale e Reale

L'uso consapevole della tecnologia può arricchire lo stile di vita chetogenico, offrendo accesso a informazioni, supporto e ispirazione. Tuttavia, è essenziale stabilire limiti per assicurare che la tecnologia arricchisca piuttosto che diminuisca la qualità della vita.

Stabilire Limiti Chiari

Orari Tecnologici: Definire orari specifici durante il giorno dedicati al disconnettersi dalla tecnologia, specialmente durante i pasti e nelle ore serali, può aiutare a migliorare la qualità del cibo, del sonno e delle relazioni personali.

Tecnologia come Strumento, non come Distrazione

Uso Intenzionale: Utilizzare la tecnologia in modo mirato per supportare gli obiettivi chetogenici, come cercare ricette, tracciare i macro o connettersi con la comunità, anziché come mezzo di distrazione o evasione.

Promuovere le Connessioni Umane

Tempo di Qualità: Prioritizzare il tempo di qualità trascorso con familiari e amici, sia virtualmente che di persona, può rafforzare le relazioni e offrire un sostegno emotivo, essenziale per mantenere la motivazione e la felicità.

Attività Fuori Schermo

Esplorazione del Mondo Esterno: Impegnarsi in attività fisiche all'aperto o hobby che non richiedano dispositivi elettronici può non solo supportare la salute fisica ma anche offrire una pausa mentale dalla costante connessione digitale.

Riflessione e Mindfulness

Valutazione dell'Impatto: Periodicamente riflettere sull'impatto che la tecnologia ha sulla propria vita e sul proprio benessere può aiutare a identificare quando è il momento di ridurre l'uso digitale a favore di attività più arricchenti e salutari.

Creazione di Spazi Liberi da Tecnologia

Zone Senza Dispositivi: Designare aree della casa, come la camera da letto o la sala da pranzo, come spazi liberi da dispositivi, può incoraggiare interazioni più significative e un ambiente più tranquillo e rilassato.

Adottando questi approcci per bilanciare l'uso della tecnologia, è possibile godere dei benefici che essa offre senza lasciare che comprometta il benessere fisico, mentale o le relazioni interpersonali. Nel punto successivo, 7.5, si esplorerà come coltivare hobby e interessi al di fuori della dieta chetogenica, arricchendo ulteriormente la vita e promuovendo un approccio olistico al benessere.

7.5 Coltivare Hobby e Interessi

Incorporare attività piacevoli e gratificanti nella propria routine è essenziale per un benessere complessivo. Questi interessi possono servire come valvole di sfogo creativo, momenti di relax e opportunità per l'apprendimento e la crescita personale.

Ampliare gli Orizzonti

Esplorazione di Nuovi Hobby: Sperimentare con attività diverse, che si tratti di arte, sport, cucina di altre culture o giardinaggio, può aprire nuove porte e arricchire la propria esperienza di vita. Questi interessi possono anche offrire nuove prospettive e stimolare la creatività.

Benefici dell'Attività Fisica

Sport e Attività all'Aperto: Integrare forme di esercizio fisico che si amano nella propria routine non solo supporta la salute fisica ma anche quella mentale. Attività come il trekking, il ciclismo o il nuoto possono essere particolarmente gratificanti, offrendo l'opportunità di connettersi con la natura e disconnettersi dalle preoccupazioni quotidiane.

Creatività ed Espressione Artistica

Arte e Artigianato: Impegnarsi in attività creative come la pittura, la scultura, la scrittura o l'artigianato può fornire un profondo senso di soddisfazione e un'uscita per l'espressione personale. Queste attività possono anche funzionare come una forma di meditazione attiva, riducendo lo stress e promuovendo la mindfulness.

Apprendimento Continuo

Educazione e Sviluppo Personale: Dedicare tempo all'apprendimento di nuove competenze o all'approfondimento delle proprie conoscenze in aree di interesse può essere incredibilmente arricchente. Che si tratti di corsi online, workshop o semplicemente la lettura di libri, l'apprendimento continuo stimola la mente e mantiene viva la curiosità.

Socializzazione e Condivisione

Condividere le Proprie Passioni: Unirsi a club o gruppi che condividono gli stessi interessi può non solo offrire supporto e incoraggiamento ma anche approfondire le relazioni sociali. Condividere le proprie passioni con altri può amplificare il piacere che ne deriva e creare legami significativi.

Dedicare tempo a hobby e interessi al di fuori della dieta chetogenica è fondamentale per vivere una vita bilanciata e appagante. Questi momenti di gioia e soddisfazione personale contribuiscono al benessere generale e forniscono una base solida su cui costruire uno stile di vita sano e felice. Proseguendo, il punto 8.1 aprirà un nuovo capitolo focalizzato sull'importanza dell'equilibrio nella dieta chetogenica, esplorando come navigare la sostenibilità a lungo termine e l'adattabilità di questo regime alimentare nel contesto di una vita piena e attiva.

Capitolo 8: Vivere la Dieta Chetogenica

8.1 L'Equilibrio nella Dieta Chetogenica

Adottare uno stile di vita chetogenico richiede più di una semplice determinazione a limitare i carboidrati; richiede un approccio olistico che consideri l'equilibrio nutrizionale, il benessere emotivo e la sostenibilità a lungo termine. Per mantenere efficacemente una dieta chetogenica, è fondamentale integrare strategie che promuovano un equilibrio tra le esigenze del corpo, le preferenze personali e la vita sociale.

Personalizzazione della Dieta

Adattare la Dieta alle Esigenze Individuali: Riconoscere che non esiste un approccio unico per la dieta chetogenica. L'adattamento del piano alimentare in base alle proprie esigenze metaboliche, preferenze alimentari e stili di vita può aiutare a migliorare l'adesione e il benessere generale.

Importanza della Variazione Nutrizionale

Assicurare un'Intake Nutrizionale Completo: Mentre la riduzione dei carboidrati è al centro della dieta chetogenica, è vitale garantire un adeguato apporto di micronutrienti attraverso una varietà di fonti alimentari, come verdure a foglia verde, grassi salutari, proteine di alta qualità e semi.

Equilibrio tra Vita Sociale e Dieta

Navigare le Interazioni Sociali: Imparare a gestire le situazioni sociali senza compromettere gli obiettivi dietetici. Ciò può includere la scelta di ristoranti compatibili con la dieta chetogenica, la preparazione di pasti in anticipo per eventi sociali o semplicemente la condivisione della propria scelta alimentare con gli altri in modo aperto e onesto.

Ascolto del Corpo

Rispondere ai Segnali del Corpo: Essere attenti ai segnali del corpo e disposti a regolare la dieta in risposta a questi. Questo può significare modificare l'assunzione di macro in base all'attività fisica, ai cambiamenti ormonali o al feedback del proprio benessere fisico ed emotivo.

Supporto e Comunità

Cercare Sostegno: Sfruttare la forza della comunità chetogenica per condividere esperienze, ricevere incoraggiamento e scambiare consigli. I gruppi di supporto, sia online che di persona, possono offrire risorse preziose e un senso di appartenenza.

Integrando queste strategie nel quotidiano, è possibile mantenere uno stile di vita chetogenico equilibrato che non solo supporti la perdita di peso e il miglioramento della salute ma anche arricchisca la qualità della vita. Il passo successivo, 8.2, esplorerà metodi specifici per integrare l'attività fisica in uno stile di vita chetogenico, evidenziando come l'esercizio possa essere ottimizzato per massimizzare i benefici di questo regime alimentare.

8.2 Integrare l'Attività Fisica nella Dieta Chetogenica

L'attività fisica regolare è un pilastro fondamentale di uno stile di vita sano, e quando combinata con la dieta chetogenica, può portare a miglioramenti significativi nella composizione corporea, nell'efficienza energetica e nella salute cardiovascolare.

Scegliere l'Esercizio Giusto

Varietà e Bilanciamento: È importante includere una varietà di attività fisiche che promuovano sia la salute cardiovascolare che la forza muscolare. Questo può includere l'allenamento a intervalli ad alta intensità (HIIT), il sollevamento pesi, il nuoto, il ciclismo e lo yoga. La varietà aiuta a mantenere l'esercizio interessante e a evitare la monotonia.

Ottimizzazione dei Tempi

Sincronizzare Nutrizione ed Esercizio: Per coloro che seguono la dieta chetogenica, il tempismo dell'assunzione di nutrienti rispetto all'esercizio può influenzare l'energia e la performance. Ad esempio, consumare un pasto ricco di grassi qualche ora prima dell'esercizio può fornire l'energia necessaria per un allenamento ottimale.

Ascoltare il Proprio Corpo

Adattabilità e Moderazione: Particolarmente nelle fasi iniziali della dieta chetogenica, il corpo può richiedere un periodo di adattamento all'uso dei grassi come principale fonte di energia. Iniziare con esercizi di intensità moderata e aumentare gradualmente permette di rispettare i propri limiti fisici, prevenendo il sovrallenamento e promuovendo un progresso sostenibile.

Benefici Oltre la Perdita di Peso

Focus sul Benessere Complessivo: L'attività fisica regolare contribuisce a migliorare non solo la composizione corporea ma anche la salute mentale, riducendo stress e ansia. Trovare un'attività che si ama è cruciale per mantenere la motivazione a lungo termine.

Creazione di Routine Sostenibili

Consistenza Senza Rigidezza: Stabilire una routine di esercizio regolare che si adatti al proprio stile di vita e impegni è fondamentale. La flessibilità nella routine aiuta ad adattarsi ai cambiamenti senza compromettere la continuità dell'attività fisica.

Integrare l'attività fisica in modo efficace nella dieta chetogenica significa trovare il giusto equilibrio tra tipo di esercizio, intensità e frequenza, tenendo sempre in considerazione le proprie esigenze e capacità. Nel prossimo punto, 8.3, esploreremo come la gestione dello stress e il recupero giuochino un ruolo chiave nel supportare uno stile di vita chetogenico, offrendo strategie per mantenere l'equilibrio tra attività e riposo.

8.3 Gestione dello Stress e Recupero

Lo stress cronico e la mancanza di recupero adeguato possono ostacolare la perdita di peso, alterare i processi metabolici e aumentare il rischio di varie condizioni di salute. Ecco come incorporare pratiche di gestione dello stress e di recupero nel quotidiano per supportare e potenziare la dieta chetogenica.

Tecniche di Riduzione dello Stress

Mindfulness e Meditazione: Pratiche quotidiane di mindfulness e meditazione possono ridurre significativamente i livelli di stress, migliorando la qualità della vita e sostenendo gli obiettivi chetogenici. Dedicare anche solo pochi minuti al giorno a queste pratiche può avere effetti benefici duraturi.

Esercizio Fisico Moderato: L'attività fisica è un potente strumento di riduzione dello stress. Scegliere forme di esercizio che si godono, come camminare, fare yoga o nuotare, può aiutare a rilasciare la tensione e promuovere il benessere emotivo.

Priorità al Recupero

Sonno di Qualità: Il sonno svolge un ruolo cruciale nel recupero fisico e mentale. Assicurarsi di dormire un numero sufficiente di ore e migliorare l'igiene del sonno, evitando schermi luminosi prima di coricarsi e creando un ambiente tranquillo e confortevole per dormire, può migliorare la qualità del riposo notturno.

Giorni di Riposo Attivo: Incorporare giorni di riposo attivo nella routine di allenamento, dedicandosi a attività a bassa intensità o al completo riposo, può aiutare il corpo a recuperare e prevenire l'affaticamento.

Tecniche di Rilassamento

Bagni Rilassanti e Massaggi: Fare bagni caldi con sali Epsom o ricevere massaggi regolari può facilitare il recupero muscolare, ridurre lo stress e migliorare la circolazione, supportando così la salute generale e il benessere.

Nutrizione e Idratazione

Supporto Nutrizionale per lo Stress e il Recupero: Una nutrizione adeguata, ricca di alimenti antinfiammatori e idratazione sufficiente, supporta il recupero muscolare e la gestione dello stress. Consumare una varietà di grassi salutari, proteine di qualità e verdure ricche di micronutrienti può fornire al corpo le risorse necessarie per affrontare lo stress fisico e mentale.

Adottando queste pratiche di gestione dello stress e di recupero, è possibile mantenere uno stile di vita chetogenico bilanciato e sostenibile, migliorando la salute generale e la qualità della vita. Nel punto successivo, 8.4, si discuterà l'importanza dell'auto-monitoraggio e della riflessione regolare sul proprio percorso chetogenico, fornendo strumenti e metodi per valutare i progressi e adattare la dieta e lo stile di vita in base alle esigenze in evoluzione.

8.4 Auto-Monitoraggio e Riflessione

L'auto-monitoraggio e la riflessione possono servire come potenti strumenti di consapevolezza, permettendo di identificare schemi, celebrare successi, e riconoscere aree che richiedono aggiustamenti. Ecco come integrare queste pratiche in modo efficace.

Tenere un Diario Alimentare e di Attività

Registrazione Quotidiana: Mantenere un diario alimentare e di attività può aiutare a tenere traccia dell'assunzione di cibo, delle porzioni, degli esercizi fisici e delle reazioni emotive associate. Questo permette di identificare correlazioni tra dieta, attività fisica e stati d'animo, facilitando eventuali aggiustamenti necessari.

Uso di App e Tecnologie

Strumenti Digitali per il Monitoraggio: Sfruttare app di monitoraggio nutrizionale e fitness può semplificare la registrazione dei dati e l'analisi delle tendenze. Molte app offrono anche funzionalità per monitorare il sonno e i livelli di stress, fornendo una visione olistica del benessere.

Valutazione Regolare dei Progressi

Check-in Periodici: Stabilire momenti regolari per valutare i progressi verso gli obiettivi può aiutare a mantenere la direzione e l'entusiasmo. Questo può includere la valutazione di marcatori di salute specifici, la riflessione sui miglioramenti della qualità della vita, o il riconoscimento di nuove abilità e competenze acquisite.

Ascolto del Corpo

Sensazioni Fisiche e Segnali: Prestare attenzione alle risposte del corpo all'alimentazione, all'esercizio e al riposo può offrire preziose intuizioni. Imparare a riconoscere i segnali di fame, sazietà, energia e affaticamento aiuta a guidare scelte più informate e personalizzate.

Riflessione e Crescita Personale

Momenti di Riflessione: Dedicare tempo alla riflessione personale, magari attraverso la meditazione o la scrittura, può fornire chiarezza sui motivi sottostanti le scelte alimentari e sulle abitudini di vita, rivelando percorsi per ulteriori miglioramenti e adattamenti.

Integrando l'auto-monitoraggio e la riflessione nella propria routine, si può sviluppare una maggiore consapevolezza di sé e un approccio più dinamico e adattivo alla dieta chetogenica. Questo processo non solo favorisce il raggiungimento degli obiettivi di salute e benessere ma arricchisce anche il viaggio personale, rendendolo più informato e consapevole. Nel punto successivo, 8.5, esploreremo strategie per affrontare e superare gli ostacoli comuni che possono emergere lungo il percorso chetogenico, fornendo soluzioni pratiche per mantenere la resilienza e l'impegno verso uno stile di vita ottimale.

8.5 Superare gli Ostacoli nella Dieta Chetogenica

La strada verso il benessere attraverso la dieta chetogenica può presentare delle sfide. Imparare a navigare questi ostacoli è cruciale per mantenere uno stile di vita chetogenico efficace e gratificante.

Riconoscimento e Accettazione delle Sfide

Identificazione Proattiva degli Ostacoli: Riconoscere in anticipo potenziali sfide, come eventi sociali, vacanze o periodi di stress elevato, consente di preparare strategie per affrontarli senza deviare dal percorso chetogenico.

Strategie di Coping Flessibili

Adattabilità: Sviluppare un set di strategie di coping flessibili, come avere a disposizione snack chetogenici durante gli spostamenti o pianificare pasti compatibili prima di eventi sociali, può aiutare a gestire situazioni impreviste senza compromettere i propri obiettivi dietetici.

Supporto Sociale

Cercare Sostegno: Affrontare le sfide è più semplice con il sostegno di amici, familiari o membri della comunità chetogenica. Condividere esperienze e ricevere incoraggiamento possono rafforzare la determinazione e offrire soluzioni pratiche a problemi comuni.

Mantenere la Perspettiva

Focus sul Lungo Termine: Ricordare perché si è scelta la dieta chetogenica e quali obiettivi si desidera raggiungere può aiutare a mantenere una prospettiva a lungo termine, trasformando gli ostacoli in opportunità di apprendimento e crescita.

Celebrare i Successi

Riconoscimento dei Progressi: Celebrare ogni successo lungo il cammino, non importa quanto piccolo, può servire da potente motivatore, ricordando che il percorso verso il benessere è composto da molti piccoli passi avanti.

Apprendimento da Ogni Esperienza

Riflessione Costruttiva: Analizzare ogni sfida affrontata, riflettendo su ciò che ha funzionato e cosa no, può fornire preziosi insegnamenti per migliorare le strategie future e prevenire ostacoli simili.

Superare gli ostacoli nella dieta chetogenica richiede una combinazione di preparazione, flessibilità, sostegno e auto-riflessione. Adottando un approccio proattivo e resiliente, è possibile navigare le sfide mantenendo l'impegno verso uno stile di vita sano e ricco di soddisfazioni. Questi principi non solo sostengono il successo nella dieta chetogenica ma promuovono anche un benessere generale duraturo e una maggiore qualità di vita.

Capitolo Finale:

Il Viaggio Continua

Caro lettore,

Mentre ci avviciniamo alla fine di questo viaggio insieme, vorrei prendere un momento per riflettere sul cammino che abbiamo condiviso attraverso le pagine di questo libro. La dieta chetogenica non è semplicemente un regime alimentare, ma un percorso di trasformazione che tocca molti aspetti della vita, dalla salute fisica al benessere mentale, dall'equilibrio personale alla scoperta di una comunità di supporto.

Il viaggio verso un benessere ottimale è tanto individuale quanto universale. Ognuno di voi ha affrontato sfide uniche, celebrato successi personali e, forse, sperimentato momenti di dubbio. Tuttavia, la vostra determinazione nel perseguire questo percorso dimostra una forza incredibile e un impegno verso la salute che va ben oltre la semplice scelta di cosa mangiare.

Voglio esprimere la mia più profonda gratitudine per avermi permesso di essere parte del vostro viaggio. Spero che le strategie, le riflessioni e le storie condivise in questo libro abbiano fornito non solo informazioni utili ma anche ispirazione e conforto. Ricordate, ogni passo fatto con consapevolezza è un passo verso il benessere.

Incoraggiamento per il Futuro

Il percorso chetogenico, come ogni viaggio significativo nella vita, è costellato di apprendimenti continui e opportunità di crescita. Anche dopo aver chiuso questo libro, vi incoraggio a mantenere una mente aperta e curiosa, pronta ad accogliere nuove conoscenze e a esplorare nuove frontiere del benessere personale.

Non dimenticate mai l'importanza dell'equilibrio: tra nutrimento e piacere, tra attività e riposo, tra vita digitale e connessioni reali. La vera armonia risiede nella capacità di ascoltare il proprio corpo e rispondere alle sue esigenze con gentilezza e rispetto.

La Comunità come Faro

In momenti di incertezza o difficoltà, ricordatevi che non siete soli. La comunità chetogenica, vasta e accogliente, è sempre disponibile per offrire supporto, condividere esperienze e celebrare insieme ogni traguardo. Non esitate a cercare connessioni, sia online che nel mondo reale, che possono arricchire il vostro percorso e offrirvi nuove prospettive.

Guardare Avanti

Mentre proseguite nel vostro viaggio verso il benessere, tenete presente che ogni giorno offre una nuova opportunità per fare scelte che riflettano i vostri valori e obiettivi. Siate fieri dei progressi fatti e mantenete la fiducia nelle vostre capacità di affrontare le sfide future con resilienza e determinazione.

In conclusione, vi ringrazio per aver condiviso con me questa avventura. Che il vostro cammino sia illuminato da salute, felicità e un senso di scoperta continua. Il viaggio chetogenico è molto più di una dieta; è una trasformazione verso una vita più piena e ricca. E ricordate: il viaggio continua, un passo dopo l'altro, sempre avanti verso il vostro benessere ottimale.

Con gratitudine e incoraggiamento,

Giuliano Monti

Nel caso in cui questo libro ti abbia colpito positivamente e sia stato utile, ti sarei grato se potessi dedicare qualche istante per condividere le tue impressioni con una breve recensione su Amazon, significa molto per noi autori.

Grazie,

Giuliano Monti